AF463711

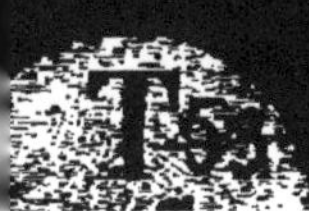

Dr A. RIGAL
Médecin Stagiaire au Val-de-Grâce
Ancien Externe des Hôpitaux

Recherches histologiques sur la Muqueuse vésicale

LYON — IMP. A. REY

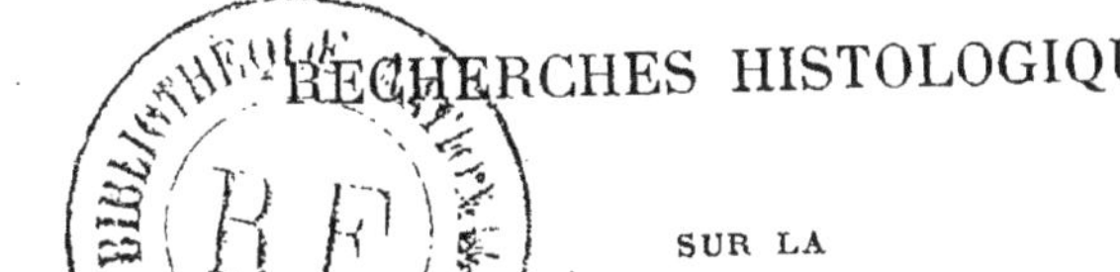

RECHERCHES HISTOLOGIQUES

SUR LA

MUQUEUSE VÉSICALE

RECHERCHES HISTOLOGIQUES

SUR LA

MUQUEUSE VÉSICALE

PAR

Le Dr A. RIGAL

Externe des Hôpitaux.

Médecin Stagiaire au Val-de-Grâce.

LYON

A. REY & Cie, IMPRIMEURS-ÉDITEURS DE L'UNIVERSITÉ

4, RUE GENTIL, 4

—

1904

A mon Père

LE DOCTEUR RIGAL

Médecin principal de 1re classe,
Directeur du Service de santé de la Division de Constantine,
Chevalier de la Légion d'honneur.

A MA MÈRE

A MA SŒUR

A MES PARENTS. — A MES AMIS

A. R.

A mon Président de Thèse

MONSIEUR LE PROFESSEUR J. RENAUT

de l'Académie de Médecine,
Chevalier de la Légion d'honneur.

A MONSIEUR LE PROFESSEUR-AGRÉGÉ REGAUD

Chef des Travaux au Laboratoire d'Anatomie générale.

Je dédie ce premier travail à mon père et à ma mère comme un hommage de mon amour filial et de ma vive reconnaissance, et comme souvenir affectueux à ma sœur. Mon père m'a enseigné par son exemple les vertus médicales et militaires ; puisse son élève lui faire honneur ! Ayant par atavisme le goût des études médicales, il a su le développer en moi, et c'est guidé par ses sages conseils et sa longue expérience, que j'ai pu atteindre le but désiré.

Aimant sa profession, mon père seul sut me la faire aimer, et par ses encouragements, dans les moments difficiles, il sut seul aussi relever mon courage.

Nous venons remercier ici dans cette préface tous ceux qui ont bien voulu s'intéresser au cours de nos études, et tout d'abord nous tenons à rendre un juste et respectueux hommage à M. le médecin inspecteur général Claudot qui, dès le début de notre carrière, nous a honoré de ses conseils autorisés et bienveillants, et nous a toujours accueilli avec la plus grande sympathie.

M. le professeur Renaut fut pour nous un maître et un ami. Il veut bien en ce jour couvrir de sa grande autorité scientifique ce modeste travail élaboré auprès de lui, dans son laboratoire. Qu'il veuille bien accepter l'expression de notre très vive reconnaissance pour le grand honneur qu'il nous fait en présidant notre thèse ; mais qu'il soit assuré qu'à ces remerciements se joint une affection aussi respectueuse que sincère, faible témoignage du vif intérêt qu'il nous a toujours témoigné au cours de nos études.

M. le professeur agrégé Regaud nous inspira ce travail; si nous avons pu le mener à bien, c'est à son expérience et à ses conseils éclairés, qu'il n'a jamais cessé de nous prodiguer ; et nous tenons à lui exprimer ici nos remerciements bien sincères.

Pendant nos trois années d'externat, nous avons eu des maîtres, dont les noms resteront dans notre mémoire; nous leur devons toute notre instruction médicale :

M. le professeur agrégé Rochet.

M. le professeur agrégé Rollet, qui fut notre premier maître dans l'enseignement de la clinique, et qui ne nous ménagea jamais son appui ni ses conseils.

M. le professeur agrégé Lannois.

M. le professeur agrégé Villard, qui fut un de nos maîtres les plus bienveillants et qui nous donna le goût de la chirurgie.

Nous avons contracté envers M. le professeur agrégé Devic, une dette de reconnaissance que nous serions heureux d'acquitter en ce jour, si la reconnaissance était chose qui se puisse acquitter si vite.

M. le professeur Testut, nous accueillit dans son laboratoire pendant un an ; qu'il veuille bien croire à nos remerciements sincères.

A tous nos parents, à nos amis, nous disons merci pour l'intérêt qu'ils nous ont porté et pour « l'amicitia curatrix » qu'ils nous ont vouée.

RECHERCHES HISTOLOGIQUES

SUR LA

MUQUEUSE VÉSICALE

CHAPITRE PREMIER

TECHNIQUE

Ce travail a pour but l'étude de la muqueuse vésicale. Nous diviserons notre sujet en deux parties distinctes d'après l'étude anatomique même des éléments constitutifs de cette formation : nous envisagerons donc successivement, dans le corps vésical, le chorion muqueux et l'épithélium avec leurs vaisseaux, et nous apporterons une contribution à l'étude de ces questions.

Nos recherches ont porté sur onze vessies de chiens, prises les unes dans leur état de vacuité, les autres dans leur état de distension.

Pour étudier la muqueuse vésicale dans une vessie distendue, de nombreux procédés ont été employés par les expérimentateurs qui s'en sont occupés.

Paneth distend et fixe à la fois ses vessies en poussant par l'urèthre des injections d'alcool à 95 degrés : les vessies ainsi distendues sont plongées dans de l'alcool absolu.

London désirant avoir, dans son intégrité, l'épithélium de la vessie distendue, rejette le procédé par trop simpliste et brutal, consistant à injecter le liquide fixateur par l'urètre et à lier celui-ci après avoir obtenu une dilatation convenable de la cavité vésicale ; nous indiquerons plus loin les défauts d'une pareille pratique. Il met donc en œuvre le procédé suivant : l'urèthre étant lié sur un tube de verre, obturé par un bouchon de caoutchouc, il plonge la vessie dans un ballon à double tubulure, de façon qu'elle baigne dans une solution de bichromate de potasse à 6 °/₀ dont le ballon est rempli. Le tube en verre, auquel elle est suspendue, est fixé au col d'une des tubulures, et l'autre tubulure est en communication par un tube avec une pompe aspirante. Si on aspire le liquide fixateur du ballon, la vessie se distend progressivement, et, quand elle est suffisamment distendue, on introduit dans la vessie, par le tube en verre, la même solution que celle du ballon. London avait d'ainsi d'excellentes fixations.

Il employa également un autre procédé qui consistait dans la ligature du prépuce du chien, qu'il mettait ainsi en état de rétention. Puis il substituait, à la mort de l'animal, le liquide fixateur à l'urine.

Lendorf préfère distendre ses vessies en insufflant de l'air par l'urèthre, qu'on ligature ensuite, puis les durcir ; mais il est douteux qu'on puisse avoir de bons résultats, en laissant la vessie s'imprégner du liquide fixateur dans lequel on le plonge après insufflation ; car, pendant le temps que ce liquide met à pénétrer à travers les parois de la vessie et à fixer l'épithélium, ce dernier peut subir des phénomènes de désintégration nuisibles à tout examen microscopique ultérieur. Nous trouverions plus rationnelle une seconde méthode, indiquée également par lui, consistant à introduire, en petite quantité, du liquide fixateur dans la vessie après son insufflation, et à prendre des dispositions pour que le liquide injecté reste toujours à la même place : là, on portera le champ de ses études.

Lendorf enfin a employé avec succès des injections intravésicales de formaline à travers le rectum : il aurait eu, dit-il, le double avantage de pouvoir étudier sur des coupes l'état de l'épithélium dans une vessie contractée ou distendue par l'urine, et de pouvoir, de plus, utiliser sa pièce ainsi fixée pour des travaux de dissociation.

Nous avons employé sans bons résultats la seconde méthode de London, et nous avons attribué cet échec à ce que, dans le cours de la substitution du liquide fixateur à l'urine, il est difficile de se rendre compte du moment où l'urine a été complètement remplacée par le fixateur, surtout lorsque celui-ci est du liquide de Zenker ou du liquide de Tellyesniczki.

Nous avons distendu nos vessies de la façon suivante : le chien endormi au chloroforme, nous avons mis à nu sa vessie et, dans un de ses uretères, nous avons introduit une canule en verre en communication, par un tube en caoutchouc, avec un entonnoir placé à 80 centimètres au-dessus de l'animal, et rempli de sérum artificiel à 7 o/oo. Au préalable, nous avions introduit dans son urèthre, une autre canule, afin d'évacuer l'urine de la vessie, lorsque celle-ci en était pleine, ou de régler le courant des liquides successifs que nous allions faire passer à travers cet organe. Nous avions toujours soin de ne couper, pendant ces manipulations, aucune des communications vasculaires de la vessie, pour nous trouver dans les conditions se rapprochant le plus près des phénomènes naturels ; l'autre uretère était sectionné. Ainsi donc, la vessie se trouvant à l'état de vacuité, nous faisions arriver, sous une faible pression, du sérum artificiel dans sa cavité, et, quand nous estimions la distension suffisante, nous substituions le liquide fixateur au sérum dans notre entonnoir, et, en même temps, nous réglions l'échappement du liquide vésical, de façon à conserver toujours la même tension à l'intérieur du réservoir urinaire. De la sorte, nous effectuions une distension lente, et la fixation des éléments épithéliaux, lorsque la distension était complète. Au moment où le liquide fixateur sortait de la vessie identique par sa coloration — dans ces cas nous avons fait, en effet, nos fixations du liquide de Tellyeniczki — à celui qui y pénétrait, nous mettions une ligature sur l'urèthre, une autre de pure sûreté sur l'uretère et, après avoir rompu les dernières connexions de l'organe, nous le portions tout entier dans un bocal rempli du même fixateur. Nous avons eu de la sorte d'excellents résultats.

Après fixation, les pièces étaient préparées suivant les méthodes employées dans ces cas pour arriver à l'inclusion à la paraffine.

Nous concluerons en disant que la condition primordiale d'une bonne distension consiste dans la lenteur même de cette distension, qui ne doit pas être un acte accompli en même temps que la fixation. Si Oberdiek avait suivi cette voie, il n'aurait pas eu les résultats que nous rapporterons en cours de sujet et qui ont fait rejeter totalement le résultat de ses recherches. Il est facile de comprendre, que l'on produit des déchirures épithéliales du fait de la distension forcée de surfaces cellulaires ayant perdu toute élasticité consécutivement à la fixation, d'une part, et, d'autre part, que l'arrivée brusque du fixateur sur un épithélium polystratifié, en voie d'évolution modale, fixe à des phases différentes les cellules de surface et les cellules profondes, phases correspondant aux moments successifs où le fixateur produit son action.

Nous ne nous sommes pas borné aux deux liquides fixateurs énoncés plus haut, le liquide de Zenker et le liquide Tellyenizki ; mais ni l'alcool a 93 degrés, ni le liquide de Bouin, ni le liquide de Lenhossek ne nous ont donné des résultats comparables à ceux du liquide de Tellyenizki

Quant aux colorations de nos préparations, nous avons employé, en dehors de la coloration générale à l'hématéine alunée, combinée à l'éosine en solution alcoolique, des procédés électifs, suivant les résultats que nous voulions obtenir.

Pour l'étude du tissu conjonctif, nous avons fait des préparations colorées au picro-bleu, par la méthode décrite par notre collègue et ami G. Dubreuil. De nouvelles recherches, faites depuis la publication du travail où il donnait ses résultats, lui ont permis de mettre entre nos mains une méthode beaucoup plus élective : les coupes à la paraffine, après avoir subi les manipujations ayant pour but de les déparaffiner et de les hydrater, sont mises pendant quarante-huit heures dans un bain de mordançage au bichromate de potasse à 3 pour 100 ; puis, après un lavage soigneux, elles sont colorées par le rouge d'acridine en solution aqueuse à 1 pour 100 ; après un lavage consécutif de deux à trois heures, on verse quelques gouttes d'une solution d'acide silicotungstique à 1/200 ; rinçage à l'eau et coloration au picro-bleu pendant vingt à vingt-cinq minutes. De cette façon, on a les faisceaux conjonctifs colorés en bleu intense, la substance collagène en bleu clair ; les noyaux sont d'un beau rouge, tranchant nettement sur le protoplasma qui prend une belle coloration violette.

Pour l'étude des éléments élastiques, nous avons employé les méthodes électives de Weigert avec la fuchsine ferrique et de G. Dubreuil avec le rouge d'acridine ferrique ; dans le premier cas, nous avons associé la safranine comme colorant nucléaire ; dans le deuxième cas, l'hématéine. Nous avons eu, de la sorte, de très belles préparations, où nous retrouvions les éléments élastiques colorés en bleu noir par la première méthode, en rouge cerise par la seconde.

Enfin, nous avons injecté deux vessies de chien, avec la masse à injection de Ranvier, au bleu de Prusse et nous les avons fixées, l'une au liquide de Zenker, l'autre à l'alcool à 80 degrés. Les injections ont été poussées, pour la première pièce, dans l'aorte même de l'animal ; pour la seconde, dans son artère iliaque interne.

Les différenciations protoplasmiques, dont l'étude

intéresse surtout les cellules de la couche moyenne et de la couche superficielle, ont été observées surtout avec la méthode de G. Dubreuil. L'hématoxyline ferrique de Heidenhain n'a pas produit, entre nos mains, les résultats qu'elle a coutume de donner, et nous attribuons ce fait à la fixation de nos pièces, effectuée surtout au liquide de Tellyeniczki ; mais, cependant, les résultats obtenus nous ont permis de préciser certains points de la structure protoplasmique des cellules épithéliales. Quant au mucicarmin et au picrocarmin, ils ne nous ont donné aucun résultat électif à signaler.

Des préparations à l'hématéine-safranine, à la safranine-picro-bleu, à l'hématéine-picro-bleu ne nous ont donné rien de spécial à signaler en ce qui concerne l'électivité nucléaire ou protoplasmique.

CHAPITRE II

LE CHORION MUQUEUX

Pendant longtemps, les études qui portaient sur la muqueuse vésicale ne considéraient, comme unique substratum à l'épithélium vésical, qu'une couche de tissu conjonctif lâche, lequel reliait cet épithélium au plan musculaire sous-jacent.

Par sa laxité même, ce chorion permettait les plissements de la muqueuse, lorsque l'organe se trouvait à l'état de vacuité et que la tonicité musculaire forçait la muqueuse à restreindre sa surface par le fait même de la diminution de volume de l'organe.

Kölliker, en un premier travail (1854), constate la présence de très nombreux capillaires sanguins situés dans ce chorion. Plus tard, chez l'homme, Luschka précise la constitution même de ce derme : On a affaire, dit-il, à un tissu lâche, dépourvu de graisse, qui permet de détacher facilement l'épithélium de la couche musculaire sous-jacente. On y relève, de plus, deux formations différentes : des fascicules conjonctifs, parallèles entre eux, et des fibrilles élastiques fines, tantôt isolées, tantôt réticulées, formant un canevas lâche au milieu de l'élément conjonctif.

Henle fait de ce chorion une description sensiblement identique à celle de Luschka ; il note le petit nombre des éléments élastiques perdus au milieu des faisceaux conjonctifs et insiste particulèrement, sans en préciser le dispositif, sur l'abondance de ses éléments vasculaires.

Pour Obersteiner le chorion muqueux comprend deux parties distinctes dont l'une interne, immédiatement située sous l'épithélium est formée de faisceaux, très fins, très serrés et très riches en noyaux. Une deuxième couche externe est constituée par des faisceaux, plus gros de fibrilles, et possède une beaucoup moins grande quantité d'éléments nucléaires ; des fibres élastiques nombreuses et des faisceaux musculaires lisses, soit isolés, soit groupés, traversent cette couche dans des directions fort diverses.

Frey dans son *Manuel d'histologie* attire l'attention sur un réseau capillaire sanguin très développé au dessous de l'épithélium, mais il n'ajoute rien de plus aux précédentes descriptions concernant ce réseau et la constitution du tissu dans lequel il rampe.

Paneth étudiant les couches épithéliales de la muqueuse vésicale du chien, se borne à relater l'absence de limite nette entre l'épithélium et le tissu de soutien, limite qui se préciserait dans les cas d'infection de cet organe.

Krause écrit dans son *Manuel d'anatomie* que le chorion de la muqueuse vésicale est constitué par une stratification épaisse de tissu conjonctif, qui sert d'intermédiaire aux tuniques musculaire et épithéliale.

Relatant les idées émises par Pouchet et Tourneux dans leur *Traité d'Histologie*, Ferré décrit un derme résistant formé d'une trame fibreuse dense et de fibres élastiques ; ce derme est uni au tissu musculaire sous-jacent par un tissu cellullaire assez lâche, fait expliquant la possibilité du plissement de la muqueuse.

Plus récemment, Hermann écrivant avec Tourneux l'article Muqueuse vésicale du *Dictionnaire Dechambre* décrit le chorion comme formé de tissu cellulaire lâche se prolongeant entre les faisceaux musculaires. Nettement limité du côté de l'épithélium, le chorion se continue sans séparation avec la trame conjonctive intermédiaire. Le chorion au niveau du trigone deviendrait dense et serré et présenterait un réseau élastique assez riche. De plus, autour des vaisseaux, leur formant une gaine ou groupés par amas, on note la présence d'éléments sphériques qui, par leur disposition rapellent celle des follicules clos. Ayant injecté le réseau artériel de la vessie, ces auteurs décrivent des vaisseaux droits, régulièrement espacés, qui font communiquer le réseau capillaire sous-épithélial avec les ramuscules artériels et veineux, formant un plexus sous-muqueux à la face profonde du chorion.

Albarran ajoute à la description précédente celle du réseau élastique du chorion ; il est formé de fines fibrilles à anastomoses formant des mailles étroites ; ces fibrilles sont en continuité directe avec celle de la couche sous-muqueuse, où le réseau est moins important : c'est à lui que la vessie doit de pouvoir se dilater avec autant de facilité. Quant à l'étude du réseau capillaire, Albarrán le met en relief très élégamment en injectant au chien la bactéridie charbonneuse et en colorant les coupes de la vessie de l'animal par la méthode de Weigert : les capillaires bourrés de la bactéridie ressortent en bleu et peuvent par conséquent être vus et suivis au-dessous du derme où ils forment un premier réseau à larges mailles, puis au-dessus du derme même. à ce niveau, ils s'avancent jusqu'au-dessous de l'épithélium.

A ce rôle purement de soutien du chorion vésical, de Rouville ajoute un rôle bien autrement important et intéressant : il lui attribue la rénovation de l'épithélium vésical, et dans deux publications successives défend ses idées fort originales ; nous discuterons cette question un peu plus loin dans le cours de ce travail, et nous nous bornerons à rapporter ici la description de la zone sous-jacente à l'épithélium, à laquelle il attribue ce rôle générateur. Frappé par l'absence de toute membrane basale, il constate que la couche la plus profonde de l'épithélium repose directement sur le chorion muqueux ; à ce niveau, les cellules conjonctives s'orienteraient suivant l'axe des cellules épithéliales à mesure qu'elles se rapprochent de l'épithélium : « en certains endroits, on dirait de véritables fusées dirigées vers l'épithélium et se frayant un passage au travers des éléments conjonctifs voisins ». De plus, les noyaux de ces éléments conjonctifs ont une taille beaucoup plus grande que normalement et rappellent les noyaux de l'épithélium ; ces noyaux se divisent par des figures d'amitoses. En résumé, il y aurait un passage insensible entre le tissu conjonctif et l'épithélium.

Notre maître, Monsieur le professeur Renaut, écrit que « le derme vésical est formé d'un tissu conjonctif constitué par de fines fibres élastiques situées au milieu de faisceaux conjonctifs entre-croisés, qui sont ordonnés parallèlement à la surface de l'épithélium. Il distingue deux couches différentes dans ce derme, dont la plus superficielle est formée de faisceaux plus grêles et plus serrés que la couche profonde ». A l'état normal, il signale l'absence des points adénoïdes.

La présence de nombreux leucocytes mononucléaires dans les mailles du tissu conjonctif lâche est signalée par Scymonowicz.

Enfin, pour terminer cet historique, nous avons lu l'article fait par Disse dans l'ouvrage de von Bardeleben : les cellules conjonctives du chorion ressemblent, par leur morphologie, aux cellules cartilagineuses, et sont disposées au milieu de lamelles de fibrilles conjonctives. Au niveau de la partie inférieure de la muqueuse, le tissu conjonctif est lâche : les lames conjonctives se séparent les unes des autres et forment des faisceaux isolés, entourés d'un lien de fibres élastiques comprenant des éléments gros et petits.

Nous sommes donc en présence de trois éléments principaux très nets constituant ce derme vésical : des cellules et des fibres conjonctives, des fibres élastiques, et des vaisseaux.

Pour les étudier, nous avons employé les méthodes spéciales indiquées dans notre premier chapitre, et qui nous ont permis de voir d'une façon très précise leurs rapports réciproques et leurs rapports avec l'épithélium sus-jacent.

Éléments conjonctifs. — A l'examen de nos préparations, nous avons pu constater que le tissu conjonctif était formé par deux couches très distinctes.

La plus profonde, en rapport même avec les faisceaux musculaires, est constituée par un tissu conjonctif lâche ; les faisceaux conjonctifs se continuent directement avec ceux situés entre chaque groupe musculaire, assurant ainsi l'union directe de la muqueuse avec la couche musculaire de la vessie. Nulle part nous n'avons relevé de cellules adipeuses. Enfin, cette couche n'a pas une hauteur plus grande que la moitié de la hauteur de la couche superficielle, dans les vessies moyennement distendues.

La couche superficielle au contraire assez épaisse est formée d'un réseau très serré de faisceaux conjonctifs disposés en lamelles, parallèles à l'épithélium vésical; au niveau des plis de cet épithélium il se forme un axe conjonctif, par où passent les capillaires sanguins qui vont servir à la nutrition de celui-ci. Entre ces lamelles se trouvent situées de grosses cellules conjonctives dont les noyaux très volumineux sont disposés parallèlement à la surface inférieure de l'épithélium; nulle part nous n'avons pu constater ces fusées conjonctives vers la partie inférieure de l'épithélium, comme celles décrites et dessinées par DE ROUVILLE, chez le mouton, le chien, le bœuf.

La limite entre le tissu conjonctif et l'épithélium est, dans les préparations faites par la coloration élective au picro-bleu, extrêmement tranchée, sans cependant que l'on trouve nulle part de vitrée distincte, comme il en existe dans beaucoup d'autres épithéliums. Cependant nous avons pu observer que des fibrilles conjonctives extrêmement fines pénétraient entre les cellules de la couche la plus profonde de l'épithélium, formant une sorte de réceptacle à ces cellules en affectant des dispositions enveloppantes pour recevoir la portion basale de ces cellules ; ces fibrilles ne dépassent d'ailleurs jamais la moitié de la hauteur de ces cellules, de la couche profonde épithéliale, et, arrivées à ce niveau, se recourbent en anses pour rejoindre la couche conjonctive ; elles ne pénètrent donc pas dans l'intimité de l'épithélium et ne servent donc simplement qu'à permettre une union plus intime entre les deux éléments de la muqueuse vésicale.

Cette limite, si nette entre ces deux couches, l'est certainement beaucoup moins lorsqu'on considère des coupes colorées par la méthode de l'hématéine-éosine ; les noyaux des cellules conjonctives sont en effet aussi volumineux que ceux de l'épithélium, et n'était la coloration rose que l'éosine donne au tissu conjonctif, la différenciation des deux tissus serait assez difficile en certains points. On pourrait même en certains endroits hésiter et croire aux fusées conjonctives de DE ROUVILLE ; mais la comparaison avec les préparations au picro-bleu exclut toute interprétation erronée, quant à l'interpétation des faits.

Eléments élastiques. — Mêlés à ces éléments conjonctifs, nous avons trouvé également des éléments élastiques assez nombreux ; ceux-ci ont d'ailleurs une disposition toute particulière et très caractéristique que nous n'avons vu signaler nulle part ailleurs.

Les éléments élastiques sont constitués par des

réseaux de fibres élastiques extrêmement ténues et d'une délicatesse considérable; nous les distinguerons en trois catégories tranchées :

1° Dans le tissu conjonctif lâche qui unit la tunique musculaire de la vessie au chorion, les fibres élastiques sont en très grande abondance, un peu plus volumineuses que dans les couches sus-jacentes, et forment des réseaux aussi compliqués qu'irréguliers, qui vont se rejoindre à ceux de la gaine des faisceaux musculaires. De ce plexus élastique, partent en fusées, accompagnant les capillaires sanguins, de nombreuses fibrilles élastiques très fines, qui vont par un trajet droit au travers de la couche dense du tissu conjonctif sous-épithélial, immédiatement au-dessous de la couche profonde de l'épithélium vésical, former un nouveau plexus que nous décrirons dans un instant.

2° Le tissu conjonctif dense du chorion est relativement pauvre en éléments élastiques. Nous y trouvons des fibrilles d'une ténuité extrême, s'anastomosant entre elles et formant des réseaux très fins, à formes polygonales sur des coupes perpendiculaires à la surface de la vessie. Ces éléments s'anastomosent eux-mêmes avec le plexus sous-épithélial et avec les fusées droites périvasculaires précédemment décrites.

3° Enfin, au dessous de l'épithélium, nouvelle formation très caractéristique. Si l'on fait une coupe perpendiculaire de l'épithélium vésical, on constate immédiatement au-dessous de la couche profonde une formation élastique, qui a l'aspect de grains très fins, très serrés, se colorant d'une façon très élective par les colorants spécifiques. A un faible grossissement, la succession de ces grains donne l'aspect d'une limitante élastique continue, séparant l'épithélium du tissu conjonctif sous-jacent. Mais à un plus fort grossissement, on voit nettement que ces prétendus grains, ne sont dus qu'à l'aspect donné par un réseau élastique très serré, très fin, sous-épithélial, coupé très perpendiculairement. En effet, dans les points où la coupe est moins fine et moins rigoureusement perpendiculaire, et dans les points où cette couche est refoulée pour livrer passage aux capillaires sanguins, comme nous le verrons plus loin, on voit de ces prétendus grains naître de délicates fibres élastiques, qui s'anastomosent entre elles et forment des travées polygonales, d'autant plus serrées que l'on a affaire à une vessie plus distendue. Il existe donc sous l'épithélium, et le séparant nettement du tissu conjonctif sous-jacent, une sorte de membrane d'isolement formée par une couche très serrée et très mince de fibrilles élastiques.

De la face supérieure de cette couche élastique, on voit s'élever de très fins prolongements, identiques à ceux précédemment décrits à propos des fibres collagènes et qui vont entre les faces latérales des cellules les plus inférieures de la couche profonde de la vessie. Cette formation permettrait aux cellules profondes de l'épthéliium de participer aux phénomènes d'élasticité que leur constitution même semble leur interdire comme nous aurons l'occasion, dans le courant de ce travail, de le démontrer.

Capillaires sanguins. — Les capillaires sanguins viennent des branches des couches musculaires de la vessie ; ils rampent pendant un certain trajet dans le tissu conjonctif lâche du derme, puis après avoir formé un plexus à ce niveau, ils vont par un trajet droit à travers la couche de tissu conjonctif dense jusqu'au-dessous de l'épithélium, comme nous le montrent d'une façon aussi originale qu'exacte les microphotographies de Keiffer, faites d'après des coupes de vessie de chien, injectée avec de la gélatine carminée ; arrivés là ils passent à travers les mailles des travées élastiques, et s'épanouissent en se divisant entre la limitante élastique et la couche profonde de l'épithélium.

Lorsqu'on considère la disposition de ces capillaires par rapport à l'épithélium, on voit qu'ils refoulent devant eux la couche épithéliale profonde; ils se creusent dans sa face profonde des gouttières, déprimant les cellules basales, et, par endroits même, atteignent la couche moyenne de l'épithélium ; mais cependant nulle part nous n'avons pu trouver de points nets où des cellules épithéliales se trouvaient situées au-dessous des capillaires, les séparant du tissu conjonctif sous-jacent. Sur une coupe on les voit émerger, au niveau de la limitante élastique, se bifurquer et présenter un trajet parallèle à la surface supérieure de l'épithélium. On a bien alors la notion qu'il existe à ce niveau un plexus très riche, très développé, servant à la nutrition des deux couches contiguës.

Ce sont eux que les premiers auteurs, qui avaient étudié les lymphatiques de la vessie, avaient pris pour des lymphatiques de la muqueuse, mais que les travaux récents d'Albarran, de Pasteau et de Gerota ont identifiés.

Ils forment donc une seconde limitante, limitante vasculaire, si on peut dire, à l'épithélium vésical ; mais ils ne se bornent pas à séparer les deux tissus, puisqu'ils pénètrent dans l'un d'eux.

Leur coupe nous les montre très fins, composés d'un endothélium, dont on voit nettement bomber le noyau dans leur lumière, et entourés d'une mince membrane collagène empruntée au tissu conjonctif qu'ils traversent et que le picro-bleu colore en bleu pâle.

Dans l'état de plénitude vésicale, le caractère onduleux, qu'ils présentent, s'efface progressivement ; ils s'étendent plus ou moins complètement ; mais leur forme première reviendra vite avec la vacuité de la vessie ; ils formeront des anses destinées aux replis muqueux et reprendront leurs ondulations. Rappelons enfin que c'est en suivant leur trajet droit à travers la couche dense du tissu conjonctif, que passent les fibrilles élastiques qui vont sous l'épithélium.

Nulle part enfin dans l'étude du chorion de l'épithélium vésical nous n'avons relevé de points adénoïdes, et nous n'avons trouvé nulle part les formations adénoïdes recouvertes d'épithélium cylindrique, décrites par Hoffmann.

Nous avons pu, par contre, constater la présence constante de leucocytes mononucléaires et polynucléaires qui s'infiltrent de là dans l'épithélium.

Une dernière question reste encore à élucider, c'est la présence de papilles dans le derme du corps vésical.

Décrites par de nombreux auteurs, mais surtout au niveau du trigone, nous n'avons eu personnellement l'occasion de n'en jamais rencontrer dans le corps vésical ; nous n'avons pas étudié d'une façon spéciale le trigone et, dans le reste de la vessie nous n'en avons pas trouvé trace.

Modifications du chorion muqueux dans les différents états de réplétion de la vessie. — Lorsqu'on compare la coupe d'une vessie moyennement distendue à celle d'une vessie vide, la disposition du chorion muqueux varie relativement peu en ce qui concerne l'épaisseur des couches qui le constituent. C'est à peine si on peut noter une diminution légère dans les vessies distendues moyennement ; mais cet amincissement prend cependant des caractères plus tranchés dans les vessies fortement distendues.

Suivant l'état de vacuité ou de distension vésicale les réseaux décrits par les fibrilles élastiques anastomosées s'élargissent ou se resserrent ; les capillaires sanguins perdent leur caractère onduleux et s'étirent.

Mais les phénomènes de la contraction vésicale sont nettement mis en lumière par la disposition plane, régulière, horizontale du derme par rapport à la surface de l'épithélium, dans les vessies distendues, et les irrégularités, les vallonnements projetés en zigzags curieux sur des coupes de vessies vides.

A ces vallonnements du derme, consécutifs à la diminution de capacité de la vessie, est due la formation des plis de la muqueuse vésicale, observés dans toute vessie vide.

Enfin, il est une formation bien spéciale, le plexus élastique sous-épithélial, qui semble devoir avoir un rôle plus précis : on pourrait, semble-t-il, attribuer à lui et à ses connexions épithéliales la transmission des phénomènes d'élasticité du chorion à l'épithélium.

CHAPITRE III

L'ÉPITHÉLIUM

Lorsqu'on consulte les travaux que les auteurs ont faits sur cette question, on est surpris à la fois de la divergence de leurs interprétations et de la similitude de leurs descriptions. Les termes même de la définition de l'épithélium vésical varient, nous dirions presque, avec chaque auteur.

L'épithélium vésical est formé de trois couches très nettes : une couche profonde ou génératrice, une couche moyenne ou couche des cellules en raquettes, une couche superficielle ou couche « des cellules géantes de Dogiel ». Mais, avant d'aborder l'étude successive de ces éléments constitutifs, nous rappellerons les travaux des auteurs qui nous ont précédé.

Pendant longtemps, on fit des descriptions peu nettes de l'épithélium vésical; on notait que des cellules à formes bizarres et disposées étrangement composaient ce revêtement.

Virchow est frappé par la disposition des cellules de la surface, qui présentent à leur partie inférieure des dépressions, dans lesquelles « s'emboîtent comme pour de véritables articulations » les extrémités renflées en massues ou en crosses de fusil des cellules sous-jacentes.

Gerlach écrit que l'épithélium est formé de couches superposées dont les cellules ont une forme intermédiaire entre la forme cylindrique et la forme pavimenteuse ; mais il trouve cependant que le type cylindrique est plus fréquent que le type pavimenteux, et qu'elles ont une apparence granuleuse. De plus, il est le premier à constater l'identité des formes des cellules du bassinet avec celles de la vessie.

Kölliker, en un premier travail, distingue chez l'homme, deux couches distinctes dans l'épithélium vésical ; c'est chez lui que, nous trouvons trace pour la première fois d'une tentative de classification des éléments épithéliaux. Les éléments de la profondeur sont fusiformes, cylindriques ou sphériques ; ceux de la couche superficielle sont au contraire arrondis, polygonaux ou aplatis, et ne le cèdent en rien pour l'irrégularité de leur forme aux cellules du bassinet.

Quelques années plus tard, Burckhardt décrit trois couches dans l'épithélium vésical : la couche superficielle est formée de plusieurs rangées de cellules, dont l'inférieure correspond assez à la description des cellules superficielles faite par Virchow. La couche moyenne est formée de cellules allant jusqu'au tissu conjonctif. La couche inférieure enfin plonge dans le tissu conjonctif et forme la matrice de tout l'épithélium. Ainsi les grandes lignes étaient dessinées ; des points de détail restaient à préciser.

Linck, au contraire de Burckhardt, ne considère plus la couche superficielle que comme formée d'une seule rangée de cellules, tandis que la couche moyenne comprend deux zones superposées, l'une de cellules coniques, l'autre de cellules fusiformes. La troisième couche ne diffère pas de la description de Burckhardt : nous avons affaire à des cellules polygonales ou rondes.

Virchow, en 1869, décrit en détail les cellules épithéliales; il relate le premier leur grandeur, et leur donne des contours dentelés, anguleux; elles renferment un protoplasma granuleux et plusieurs noyaux ovalaires. Revenant sur son premier travail, il y ajoute le fait de l'apparence dans ces cellules de taches claires et arrondies, qui ne sont que des dépressions dans lesquelles les cellules en forme de « crosses de fusil » viennent se loger par leur grosse extrémité. Outre ces formes, il voit de nombreuses cellules arrondies ou polygonales analogues aux éléments de l'épithélium pavimenteux ordinaire, et d'autres formant de longs processus irréguliers.

Obersteiner, cependant, décrit des différences notables entre les cellules des différentes couches cellulaires. Il fait des cellules superficielles une description identique à celle de Virchow; il observa de plus, dans certaines cellules de la surface, des gouttelettes hyalines qui peuvent faire saillie dans leur paroi latérale, sans que pour cela les cellules dégénèrent ou se modifient d'une façon appréciable. Les cellules de la couche moyenne se distinguent par une grande régularité dans leurs éléments; elles sont coniques, ayant une base large et convexe regardant la superficie, leurs pointes tournées du côté de la profondeur. Décrivant la couche profonde, il est le premier à émettre l'hypothèse de la régénération de l'épithélium à partir du tissu conjonctif, frappé qu'il est par les connexions intimes de ces deux éléments si distincts cependant. Nous verrons plus loin son opinion sur cette question, qui sera discutée ultérieurement.

Faraboeuf n'ajoute rien à la question ; il reproduit seulement les descriptions antérieures. Paneth, chez le chien, montre la différence qui existe entre cet épithélium et celui des autres épithéliums pavimenteux stratifiés : celui-là, en effet, est formé de cellules plus larges que hautes, mais pas si plates que ne le sont d'habitude les cellules superficielles de ceux-ci. Au-dessous de cette couche, Paneth décrit assez exactement les cellules de la seconde rangée, cylindriques, effilées à leur partie inférieure. Le noyau ovalaire occupe le tiers ou la moitié supérieure de ces cellules. Au pied de celles-ci, il voit des cellules très nombreuses avec un petit corps protoplasmique et un noyau énorme, ovale ; les limites cellulaires en sont peu nettes et peu visibles.

Oberdieck, sur les recherches duquel nous aurons à revenir quand nous nous occuperons des modifications de l'épithélium vésical suivant l'état de distension ou de vacuité de la vessie, signale le premier, dans les cellules de revêtement de la vessie du lapin, deux parties très nettes, dont la plus superficielle est formée d'un protoplasma plus homogène et se colorant d'une façon plus intense que la partie profonde.

Bizzozero reprend la description d'Obersteiner dont il diffère cependant en considérant quatre couches dans l'épithélium vésical : la couche moyenne se subdiviserait, d'après lui, en deux couches superposées.

Récemment, enfin, Todlt reprend les idées de Burckard et admet que la couche superficielle est formée de plusieurs couches de cellules : il reste, d'ailleurs, le dernier défenseur de ces vues.

Pansch, Ferré, qui ont reproduit ce qu'ont décrit Pouchet et Hermann, Hyrtl, ne signalent absolument aucun fait nouveau.

Schifferdecker et List, chez le lapin, signalent la présence de cellules caliciformes dans le revêtement interne de la vessie ; celles-ci ont la forme d'une gourde, dont le noyau occuperait la face profonde ; elles s'ouvrent par un orifice arrondi, apparaissant comme taillé à l'emporte-pièce dans l'angle de réunion des cellules pavimenteuses superficielles.

List admet que ces cellules se développent aux dépens des cellules épithéliales des couches profondes : on trouve, en effet, dit-il, enclavés de toutes parts, des éléments vésiculeux sphériques, offrant tous les caractères des cellules caliciformes superficielles, et dont ils ne diffèrent que par l'absence d'ouverture.

Nous arrivons, enfin, à la période des travaux récents avec l'article de Tourneux et Hermann qui, suivi de l'étude de Dogiel, ont mis au point la question de l'épithélium vésical.

Tourneux et Hermann définissent l'épithélium vésical un épithélium pavimenteux stratifié : pavimenteux, parce que les couches superficielles en ont l'aspect, stratifié, du fait même de la superposition des couches épithéliales.

Les cellules de la couche profonde sont disposées en plusieurs rangs ; elles sont polyédriques ou allongées, perpendiculairement à la surface du chorion. Nous y trouvons les cellules dites « en raquette » : leur extrémité inférieure est effilée et s'enfonce dans le derme, tandis que leur extrémité supérieure est renflée, arrondie, débordant superficiellement les cellules polyédriques et semblant constituer du fait même de leur épanouissement à ce niveau un deuxième plan cellulaire. Au-dessus de cette couche, s'étale un seul rang de grandes cellules pavimenteuses ; leur face profonde est creusée d'alvéoles, se moulant sur les extrémités arrondies des cellules en massue de la couche sous-jacente ; leur face supérieure est plane et supporte une troisième couche cellulaire constituée par un rang de cellules lamelleuses, très minces, polygonales, très larges, et se détachant avec la plus grande facilité.

Dogiel distingue deux couches dans la constitution de l'épithélium vésical ; la couche profonde ne présente rien de particulier à signaler ; mais c'est surtout dans l'étude de la couche superficielle que les faits nouveaux abondent. Celle-ci est formée de cellules aplaties très grandes « les cellules géantes de Dogiel » pouvant présenter de 1 à 12 noyaux ; leur partie inférieure, creusée de cavités, loge des cellules cylindriques profondes.

Ces cellules sont constituées par deux parties très distinctes, une partie superficielle et une partie profonde : la première occupe la moitié et plus de l'épaisseur de la cellule totale ; elle paraît très claire, homogène et peu granuleuse. Mais après fixation par le liquide de Muller, de Flemming ou par l'acide osmique, la partie supérieure de beaucoup de cellules se distingue très nettement de leur partie inférieure en prenant l'aspect d'un plateau absolument transparent et sans noyaux. La partie inférieure, même à un faible grossissement, a un aspect granuleux, dû à ce qu'elle est formée d'un réseau assez épais de filaments, entre lesquels se trouve une substance interstitielle transparente.

De plus, Dogiel a observé, à la surface de certaines cellules, des boules granuleuses, les « champignons de Dogiel », qui font saillie et proéminent librement à la surface de la vessie ; elles ont une forme ronde, et sont reliées à la partie supérieure de la cellule par un pédicule plus ou moins long, plus ou moins large. Ces boules paraissent se détacher très facilement de la cellule, et Dogiel en avait observé de libres dans l'urine des petits rongeurs : ces formations seraient, pour lui, dues à une substance muqueuse, ou, du moins, riche en mucus, qui servirait à enduire la surface même de la vessie pour la protéger contre l'action nocive de l'urine.

Dogiel, enfin, signale la présence de prolongements protoplasmiques, courts, larges ou grêles, unissant les cellules moyennes aux grandes cellules lamelleuses superficielles.

Stöhr et Gegenbaur se contentent de reproduire ces descriptions dans leurs traités.

Disselhorst, en 1894, étudiant la vessie des mammifères, signale la présence d'une couche cuticulaire, donnant un éclat brillant à la superficie de cet épithélium ; ce même dispositif est vu chez un fœtus de quatre mois par Hey.

M. Renaut, en 1897, décrit l'épithélium vésical sous le nom d'épithélium stratifié, formé de trois couches très nettes : « La couche profonde ou génératrice est formée d'une seule rangée de cellules hautes, reposant directement sur le derme muqueux ; leurs sommets arrondis et renflés en massue pénètrent dans l'assise moyenne. La couche moyenne est composée de cellules arrondies, irrégulières, légèrement aplaties quand la vessie est rétractée, plus ou moins plates quand la vessie est distendue. » Au sujet de la couche superficielle avec ses cellules lamelliformes, à bords polygonaux, très irrégulières et très étendues, il reproduit le travail de Dogiel.

Zimmermann, en 1898, trouve que le protoplasma des cellules de revêtement se colore très fortement par la fuchsine acide, principalement la partie du corps cellulaire qui se trouve situé vers la périphérie.

Sczymonowicz, Testut, Poirier, reproduisent les descriptions anciennes. Pour Testut, cependant, la couche superficielle comporte deux rangées de cellules ; la rangée inférieure étant formée de cellules, dont la face profonde se moule exactement sur les extrémités renflées des cellules de la couche moyenne, la rangée supérieure n'étant autre que les cellules épithéliales géantes de Dogiel.

Lendorf, quoique n'en parlant pas dans son texte, reproduit dans ses figures, au niveau des cellules de la surface une couche superficielle claire, transparente et mince, se détachant nettement de la couche profonde protoplasmique. Cette couche superficielle serait, pour lui aussi, due à un processus de sécrétion.

Eggeling, sur des préparations dont les pièces étaient très diversement fixées (liquide de Flemming, alcool absolu et chloroforme, liquide de Muller, liquide de Zenker, liquide de Bouin, formaline), montre nettement et décrit longuement la différenciation protoplasmique des cellules de revêtement de la vessie. Lorsque nous étudierons cette couche épithéliale, nous résumerons son important travail, que nous discuterons.

Enfin, récemment, Arnold, au cours de ses études sur les colorations vitales des granulations protoplasmiques, a fait des recherches sur l'épithélium vésical à l'aide du neutralroth et du bleu de méthylène ; mais ses conclusions et ses procédés sont encore trop incertains pour pouvoir avoir une valeur anatomique même discutable.

Ainsi résumées les opinions émises dans les travaux des différents auteurs, qui se sont occupés de la question, nous reprendrons l'étude de l'épithélium vésical dans son ensemble, en notant au passage les particularités qui nous ont frappé.

Nous étudierons successivement :

1° La couche profonde ou couche génératrice.

2° La couche moyenne.

3° La couche superficielle.

A. **Couche génératrice.** — Lorsqu'on regarde à un faible grossissement une coupe de vessie moyennement distendue, et colorée à l'hématéine-éosine, on a l'attention attirée par une rangée de noyaux, situés à la partie inférieure de l'épithélium et disposés sur un rang parallèlement à la surface de celui-ci. Ces noyaux prennent d'une façon très intense tous les colorants de la chromatine, et l'hématéine les fait ressortir en violet foncé au-dessus de la trame conjonctive sous-épithéliale.

Lorsqu'on examine cette même coupe à un plus fort grossissement, on se rend compte que l'on a affaire à une rangée de cellules cylindriques, mais peu hautes, à grand axe vertical perpendiculaire à la surface du chorion. Ces cellules sont, même dans une vessie moyennement distendue, très serrées les unes contre les autres, tassées en quelque sorte.

Le noyau forme à lui seul la partie la plus importante de la cellule, entouré qu'il est par une zone très petite de protoplasma. Celui-ci est lui-même constitué par un réseau très serré, très dense, à peu près identique à celui que nous retrouverons dans la partie supérieure de la couche superficielle de l'épithélium. Nous reviendrons d'ailleurs plus loin sur ce point.

Par leur base, ces cellules reposent sur le derme muqueux ; par leur sommet légèrement arrondi et renflé en massue ou en raquette, elles pénètrent dans l'assise moyenne.

Nous avons déjà décrit les rapports qui existent entre cette couche épithéliale inférieure et le derme muqueux ; nous rappellerons brièvement que nous avons constaté l'absence de toute vitrée séparant cet épithélium du tissu conjonctif, et que, à sa place, il se trouve d'abord un plexus capillaire très développé, puis, au-dessous de lui, un second plexus très fin et très serré de fibrilles élastiques. Nous rappellerons également que nous avons constaté la présence de prolongements extrêmement ténus, issus du réseau élastique sous-épithélial et du derme conjonctif, prolongements ne dépassant jamais la hauteur d'une cellule de cette couche profonde et formant comme les sépales autour d'un fruit.

Cette disposition avait été entrevue par OBERSTEINER ; celui-ci, en effet, cherchant à dissocier l'épithélium, avait remarqué ceci : quelles que soient les précautions prises, il existait des prolongements cellulaires donnant l'apparence que l'on avait arraché ces cellules. Ces prolongements cellulaires n'émanaient pas de l'épithélium. mais du tissu conjonctif et « dans les cas favorables, écrit-il, on a des figures qui semblent démontrer une connexion immédiate entre les deux formations ».

C'est d'ailleurs ce que nous avons pu démontrer par nos procédés de coloration élective.

Mais une question qui, depuis ces dernières années a intéressé de nombreux auteurs, est la régénération de cet épithélium. Celle-ci se fait-elle aux dépens de l'épithélium, ou aux dépens du tissu conjonctif, comme l'ont écrit certains auteurs. dont DE ROUVILLE ?

BURCKARDT, le premier, relatant les opinions de VIRCHOW sur cette question, attribue aux cellules épithéliales deux origines concomitantes : le tissu épithélial même et le tissu conjonctif.

HAMBURGER, en 1880, frappé par l'absence de toute membrane basale, admet comme fort probable de ce fait la régénération de l'épithélium par le tissu conjonctif sous-jacent.

BELTZOW, en 1884, constate que si on produit chimiquement ou mécaniquement des excitations sur la muqueuse vésicale, on voit au sein du tissu conjonctif sous-épithélial, au contact même de la couche épithéliale, se manifester des phénomènes d'irritation : de nombreux capillaires sanguins, entourés de jeunes éléments cellulaires, apparaissent aux points où l'excitation a porté.

Sans vouloir passer en revue toute la question de la rénovation des épithéliums en général, à partir du tissu conjonctif, nous dirions cependant que Frenzel, Heidenhain, Balbiani crurent constater au niveau du tube intestinal de pareils phénomènes de rénovation épithéliale : ils virent, en effet, au niveau de la zone intermédiaire au tissu conjonctif et à l'épithélium, des cellules à contours peu nets, à petits noyaux granuleux, et de nombreuses cellules en voie d'amitose formant la couche germinative de Balbiani.

Sabatier, en 1892, émet l'aphorisme que l'épithélium n'est souvent que la forme limitante des surfaces libres du tissu conjonctif, et qu'à ce titre, le tissu conjonctif doit être considéré comme présidant à la rénovation de beaucoup d'épithéliums, en sa qualité de tissu le moins différencié de l'organisme.

Bizzozero, en 1893, croit à ces phénomènes de rénovation, mais à la suite des travaux de Flemming, il admet qu'une cellule épithéliale ne peut dériver que d'une autre cellule épithéliale préexistante.

De Rouville, dans un premier mémoire à l'Académie des Sciences, puis dans sa thèse inaugurale soutient la rénovation des épithéliums en général, de l'épithélium vésical en particulier, par le tissu conjonctif.

La constatation de l'absence de toute membrane basale et du contact intime de ces deux éléments attira son attention. Il vit que les cellules conjonctives s'orientent suivant l'axe des cellules épithéliales, à mesure qu'elles se rapprochent de la muqueuse. Les noyaux de ces éléments conjonctifs ont une taille plus grande que normalement et rappellent les noyaux de l'épithélium.

En somme, aucune limite nette entre le tissu conjonctif et l'épithélium, mais bien plutôt un passage insensible du premier au second; de plus, la région conjonctive sous-épithéliale serait très riche en noyaux se divisant directement. N'était la différence de coloration entre les tissus épithéliaux et conjonctifs, il serait difficile de se prononcer sur leur délimitation précise.

Au niveau de cette zone de transition. de Rouville ajoute même avoir constaté là présence de cellules émergeant de la masse conjonctive et se détachant d'elle pour gagner la région épithéliale : dans ces cas, la moitié supérieure de la cellule est située entre les cellules épithéliales, tandis que sa moitié inférieure est encore dans le tissu conjonctif.

Mettant à part tous arguments d'ordre embryologique, quoi qu'ils aient bien leur valeur, nous ne saurions admettre cette façon d'envisager la question. L'examen de nos coupes nous a d'ailleurs permis de nous rendre compte des erreurs qui ont été commises dans l'interprétation des faits.

Et d'abord, si on considère une préparation colorée par la seule méthode de l'hématéine éosine, on a, comme de Rouville, l'impression qu'il est parfois difficile de différencier exactement la limite qui sépare le tissu conjonctif des éléments épithéliaux, mais une préparation par la méthode du picro-bleu, combiné au rouge d'acridine, nous permet d'éviter toute erreur.

En effet, la disposition des cellules conjonctives au milieu des faisceaux connectifs nettement colorés en bleu nous montrent l'impossibilité à toute cellule conjonctive de pénétrer dans le tissu épithélial : dans le cas, où les cellules conjonctives étaient contiguës à à l'épithélium, elles en étaient constamment séparées par des lamelles conjonctives.

D'ailleurs, nulle part nous n'avons trouvé de formes de transition comme celles décrites et dessinées nettement par DE ROUVILLE ; nous avons vu parfois des cellules conjonctives disposées en contact presque immédiat avec la couche inférieure de l'épithélium, mais nulle part, même à titre d'élément de soutien, nous n'avons rencontré des cellules conjonctives en voie de pénétration dans la couche génératrice.

Indépendamment de l'activité nucléaire qui ressort de l'intensité des colorants à se fixer sur les noyaux des cellules de cette couche profonde, nous avons été à même de rencontrer de trop nombreuses figures de karyokinèse, et des figures d'amitose en nombre beaucoup moins grand, pour pouvoir admettre la régénération de l'épithélium par lui-même.

Les figures de karyokinèse ont, d'ailleurs, bien avant nous, été signalées par les auteurs. BELTZOW, le premier, en 1884, en relève de nombreuses dans tout l'épithélium des voies urinaires au niveau des couches profondes.

Après lui, Dogiel, Flemming, Renaut, Testut les signalent. Mais Flemming y relate également des figures d'amitoses.

Ainsi donc la présence des phénomènes de division, destinés à la régénération de l'épithélium, a été contrôlée très nettement ; la prédominance des figures de division indirecte s'explique par ce fait que « le karyokinèse est le mode de segmentation par excellence des éléments cellulaires fixes, chez lesquels l'action mécanique du protoplasma sur le noyau ne peut s'opérer librement et efficacement pour le diviser en vertu d'une action de force ». La disposition de ces figures de division est identique à celle que l'on retrouve dans tous les épithéliums stratifiés au niveau de la couche génératrice ; les unes ont leur fuseau parallèle à la surface de revêtement, et c'est le plus grand nombre, les cellules filles se juxtaposant suivant cette surface dont elles augmentent l'étendue. Les autres ont leur fuseau perpendiculaire à la surface de revêtement, et aboutissent à la formation de cellules superposées. Nous avons vu nettement ces dispositifs et les karyokinèses, que nous avons rencontrées, l'ont été à diverses périodes de leur évolution ; les unes ont été rencontrées au stade de l'aster chromatique, d'autres au stade du diaster chromatique, d'autres enfin au stade d'achèvement; parfois nous n'avons rencontré que les cellules filles caractérisées par la disposition nucléaire toute particulière de leur chromatine.

Les amitoses beaucoup plus rares étaient orientées parallèlement à la surface épithéliale, et augmentaient ainsi cette dernière en étendue.

B. **Couche moyenne.** — PANETH, ALBARRAN, LENDORF admettent que l'épithélium vésical est constitué par deux couches superposées, une couche profonde génératrice, une couche superficielle de revêtement. Que devient donc pour ces auteurs ce que nous appelons, après de nombreux histologistes, la couche moyenne, et comment expliquent-ils leur refus de l'admettre, comme formation constitutionnelle de l'épithélium?

LENDORF, dont les recherches ont été faites d'ailleurs avec un soin fort consciencieux par diverses méthodes, chez le chien, décrit la muqueuse vésicale en partant de pièces provenant de vessies dilatées au maximum. Pour lui, la méthode des coupes ne donne pas de résultats assez précis, et il lui adjoint des préparations par étalements ou des dissociations colorées au bleu de méthylène.

Par le procédé des étalements, il observe deux mosaïques superposées : la première correspond aux cellules superficielles, qui ne prennent pas le bleu de méthylène ; la seconde plus profonde montre la couche inférieure de la vessie colorée par ce réactif ; les extrémités supérieures des cellules de cette couche, vues d'en haut, apparaissent comme de simples points ou comme des surfaces suivant que ces extrémités sont pointues ou renflées.

Pour lui, la couche moyenne aurait été décrite par des auteurs qui n'auraient pas observé que les cellules, constituant cette couche, qui n'existe que dans les vessies moyennement distendues, présentent des prolongements pénétrant d'une part jusqu'aux cellules de la surface, se fixant d'autre part au derme conjonctif. Les positions cellulaires, que nous observerions dans les coupes et qui nous donneraient l'illusion de plusieurs stratifications épithéliales, seraient dues à ce que la coupe ne serait jamais assez perpendiculaire aux cellules pour nous permettre de voir à la fois leurs deux extrémités. De plus, tandis que, dans les vessies des embryons, on trouve nettement deux couches cellulaires superposées, chez l'adulte l'aspect pluristratifié serait dû à des irrégularités dans les positions des cellules, dues soit aux modifications amenées par les divers états de réplétion ou de vacuité de la vessie, soit aux phénomènes de régénération épithéliale.

Si les faits étaient tels que ceux interprétés par Lendorf, la présence dans les coupes fines et bien colorées, de fragments de cellules entre les cellules profondes ou au niveau des cellules superficielles devrait y être signalée ; ces fragments de cellules devraient être dépourvus de noyaux et correspondraient à la coupe de ces prolongements cellulaires, qui s'étendent jusqu'au derme. Or, nulle part, nous n'avons constaté de semblables figures malgré les orientations très diverses de nos coupes dans les différentes régions du corps vésical.

De plus, nous avons été à même de constater la présence de cellules sans connexion avec le derme, ayant une forme cubique et occupant dans l'épithélium une place située entre les cellules de revêtement et les cellules génératrices. Qu'à un moment donné, ces cellules, qui sur une coupe perpendiculaire nous apparaissaient cubiques, aient envoyé des prolongements entre les cellules de la couche génératrice d'une part et les cellules superficielles d'autre part, cela est possible ; mais la constitution intime de ces cellules, sur laquelle nous allons insister, les caractères invariables suivant les états de distension ou de vacuité de la vessie que nous signalerons plus loin, nous font établir dans notre nomenclature une place à part pour ces cellules.

Notre étude enfin a porté sur des vessies moyennement distendues, ce qui nous permet d'avoir une notion plus exacte de la réalité, puisque nous nous trouvons entre les deux états extrêmes de la vessie, la contraction et la distension forcée, états qui amènent des modifications considérables, nous dirions presque, si le terme n'avait pas une valeur trop pathologique, des pertubations dans les rapports des couches constituant l'épithélium vésical.

Nous avons observé à ce niveau, des cellules disposées assez irrégulièrement les unes par rapport aux autres, de formes en apparence très différentes. Les unes cylindriques côtoyaient des formes en fuseaux, polygonales, en formes de massues.

Toutes présentaient un volumineux noyau aux contours très variables suivant la mise au point ; ceux-ci avaient un aspect déformé en quelque sorte, replié sur eux-mêmes, comme si une forme quelconque était leur état habituel, ou comme s'ils étaient aptes à revêtir telle ou telle forme suivant les circonstances : or, nous constatons un peu ce fait en comparant les vessies contractées aux vessies distendues : dans les premières, le plus grand axe du noyau est horizontal ;

dans les secondes, il est vertical. De plus, l'électivité de leur chromatine est infiniment moindre que celle des noyaux de la couche génératrice.

Autour de ce noyau, se disposait une zone de protoplasma claire, répartie à peu près concentriquement à la surface de celui-ci, et qui, à un fort grossissement apparaissait formée par un réseau à grandes mailles.

Entourant cet endoplasma et se fondant progressivement avec lui, on notait une couche périphérique d'un exoplasma formé d'un réticulum extrêmement serré, très homogène, et donnant une apparence absolument identique au protoplasma des cellules de la couche profonde, et à l'exoplasma que nous décrivons au niveau des cellules de revêtement de l'épithélium vésical.

La diversité des cellules constituant cette couche est due aux phénomènes évolutifs des cellules de la couche profonde qui est la couche génératrice. Les cellules hautes de cette dernière couche passent en effet, par divers stades pour se transformer en ces cellules plates de la surface, et les divers types de cellules de la couche moyenne correspondent aux phases successives de transformation.

De hautes, les cellules prennent progressivement une configuration fusiforme, puis, leur extrémité supérieure de ne tarde pas à se renfler, à s'épanouir progressivement. Il se formera la cellule en massue dont l'extrémité volumineuse viendra se mettre directement en contact avec les cellules superficielles, au niveau des dépressions que celles-ci présentent à leur face profonde.

En même temps que la forme des cellules change,

leur constitution même varie. Le noyau seul reste identique à lui-même, mais la disposition de l'exoplasma tend à se modifier et à devenir progressivement identique à celle de la couche superficielle. L'endoplasma au lieu d'entourer concentriquement le noyau se développe au-dessous du noyau et sur les côtés, tandis qu'il s'amincit au-dessus de lui. De la sorte, dans les formes les plus différenciées des cellules de la couche moyenne, dans celles qui sont le plus proche à prendre place comme cellules de revêtement (ce dont nous nous rendons compte par la proximité de la surface supérieure de notre cellule de la surface interne de la vessie), nous trouvons des formes cellulaires, où la disposition du protoplasma est à peu de chose près, identique à celle observée dans les cellules de la surface ; la cellule n'en diffère que par la présence d'un prolongement cellulaire plus ou moins effilé pénétrant dans la couche inférieure.

Nous verrons plus loin les modifiations que font subir à cette assise cellulaire les variations dans le volume de la vessie.

Nous devons signaler dans cette couche quelques rares figures de karyokinèse. Nous n'avons relevé nulle part de figures d'amitose, quoiqu'elles aient été signalées dans le traité de Sczymonowicz.

Enfin, de nombreux leucocytes mono et polynucléaires se faufilent entre les cellules, et nous les retrouvons également au niveau de la couche superficielle.

C. **Couche superficielle.** — Décrites pour la première fois par Virchow, les cellules de la couche superficielle ont retenu tout particulièrement l'attention des auteurs qui se sont succédé. Oberdieck le premier signale des faits de différenciation protoplasmique au sein de ces cellules.

C'est à Dogiel que nous devons le travail à la fois le plus important et le plus documenté sur les cellules de revêtement de l'épithélium vésical ; la description qu'il en donne est d'ailleurs devenue classique, et nous ne ferons ici que rappeler les principaux points de son travail, dont le résumé a déjà été mis en bonne place.

Ces cellules sont de véritables cellules géantes épithéliales ; lamelliformes, à bords polygonaux, très irréguliers, elles s'étendent sur une surface assez large pour couvrir plusieurs cellules de la couche sous-jacente. Des prolongements protoplasmiques courts, larges ou grêles unissent les cellules moyennes avec les grandes cellules lamelleuses superficielles.

Deux faits nous frappent encore, sur lesquels nous nous étendrons particulièrement : c'est d'abord la constitution du protoplasma, c'est ensuite la multiplicité des noyaux.

Dogiel avait signalé que les cellules superficielles présentaient deux parties bien distinctes à considérer, l'une supérieure très claire, très homogène et peu granuleuse, l'autre inférieure nettement granuleuse. Il attribuait un rôle purement de sécrétion à la partie supérieure ; ce serait soit du mucus, soit une substance très voisine du mucus et qui servirait à protéger la surface de la vessie en la couvrant d'un enduit isolant.

Après lui, Disselhorst, Zimmermann, décrivent également des phénomènes de différenciation protoplasmique.

Lendorf admet que l'on doive imputer aux cellules de la couche superficielle, des fonctions que n'ont pas les autres. Indépendamment des phénomènes de division assez spéciaux, que l'on y observe, il y trouve des faits d'électivité tinctoriale assez curieux et sur lesquels nous insisterons également : l'hématoxyline et la méthode de van Gieson colorent plus particulièrement les cellules superficielles. A l'état frais, il a observé la difficulté de coloration des cellules superficielles au bleu de méthylène, et par contre la facilité que les couches profondes ont à se colorer. De plus, Lendorf aurait observé, comme Dogiel, des granulations analogues à des granulations sécrétoires : la thionine leur donnerait une couleur rougeâtre, semblant indiquer ainsi leur origine muqueuse.

Eggeling enfin décrit deux couches très nettes dans les cellules de revêtement. La couche superficielle assez large, dense, possède un protoplasma uniformément coloré par la fuchsine acide, ce qui fait ressortir son homogénéité ou plutôt sa très fine granulation ; mais l'exoplasma n'est pas nettement séparé de l'endoplasma, qui est formé d'un réseau à larges mailles dans lequel se trouve le noyau. Il admet, à la surface des cellules épithéliales, la présence d'une membrane de revêtement ; en effet, par l'examen direct des cellules épithéliales dans du sérum artificiel, il constate par endroits la présence de petites déchirures irrégulières, dont les bords recroquevillés ressemblent tout à fait à une membrane de revêtement déchirée par les procédés d'examen. Chaque lambeau ne correspond pas à la surface d'une seule cellule, mais représente une partie de la membrane, qui s'étend sans interruption sur toute la surface vésicale. Cette membrane présenterait par endroits un caractère onduleux, attribué par l'auteur à une rétraction du corps cellulaire sous-jacent en présence du fixateur : cette apparence n'existe d'ailleurs que dans les cas où un liquide fixateur, notamment le liquide de Flemming, a agi sur l'épithélium. Elle serait constituée par un élément visqueux et fluide, qui lui permettrait de s'adapter aux conditions physiologiques, variables avec l'extension de la surface de la cellule. De ce qu'elle se détache facilement de l'épithélium, il résulte qu'elle représente un produit de différenciation presque indépendant du corps de la cellule.

L'exoplasma est compact, presque homogène partout ; il est formé d'un réseau très fin, et sa limite avec l'endoplasma est insensible.

L'endoplasma est, au contraire, lâche ; les mailles du réseau protoplasmique en sont larges.

Quant aux phénomènes de sécrétion de la muqueuse vésicale, Eggeling ne les admet pas, jusqu'à preuve plus convaincante ; les préparations où Dogiel et Lendorf ont cru voir des phénomènes de sécrétion, ne seraient dues, pour lui, qu'à l'influence du procédé de fixation sur les cellules ou à la précipitation des produits de l'urine à leur surface. La membrane de revêtement suffirait à expliquer la défense de la cellule contre l'urine et les processus de résorption.

Nous n'avons observé nulle part dans nos préparations de membrane de revêtement, comme celle qu'Eggeling nous signale, et nous doutons fort de son existence ; car lorsque nous examinons une coupe de vessie contractée, où, comme nous le verrons plus loin, l'exoplasma de chaque cellule forme plateau au-dessous du corps cellulaire, celui-ci est séparé par un intervalle du plateau de la cellule voisine.

Protoplasma. — A la lecture des auteurs allemands récents, Lendorf, Eggeling, il semble que l'on doive attribuer à eux seuls l'observation des faits de différenciation protoplasmique dans l'étude de l'épithélium vésical. Mais avant eux, M. Renaut avait insisté d'une façon particulière sur ces phénomènes et avait montré, en étudiant le canal de Wolff, qui fait suite au rein wolffien primitif de la grande lamproie, le canal de Wolff du rein wolffien secondaire chez les mammifères, et l'épithélium de l'uretère et de la vessie adultes, que le protoplasma des cellules superficielles présentait à considérer deux zones fort distinctes.

Et tout d'abord, nous croyons pouvoir les distinguer en exoplasma et en endoplasma, car nous avons affaire à des cellules dont les fonctions sont devenues de plus en plus élevées, et que la partie centrale des cellules semble avoir seule gardé les propriétés analogues à celles qui étaient d'abord répandues dans le protoplasma.

L'endoplasma est formé par un réticulum lâche, transparent, se colorant faiblement par les réactifs et d'une façon d'autant moins intense qu'on se rapproche du noyau. L'éosine le colore en rose pâle.

L'exoplasma, au contraire, est réfringent avec un

éclat gras. Il se colore énergiquement par l'éosine ; l'hématoxyline ferrique de Heidenhain le teinte en noir diffusément; la méthode de G. Dubreuil lui donne une belle coloration violet foncé. Sous l'influence de l'acide osmique, il prend une teinte foncée, et ne vacuole pas ; le picro-carmin le rosit. Il semble que l'on ait affaire à un élément essentiellement formé de graisse, à l'état semi-liquide, située dans un réticulum protoplasmique très serré ; c'est une différenciation moitié muqueuse, moitié colloïde, en présence de laquelle on se trouve.

Le passage de l'exoplasma à l'endoplasma est progressif, mais il est cependant assez net, pour former presque une ligne de démarcation entre ces deux éléments différenciés.

Nous étudierons plus loin les rapports de ces deux formations entre elles et avec le noyau, car ceux-ci varient essentiellement suivant l'état de réplétion de la vessie.

Noyau. — Les noyaux sont très volumineux, généralement multiples. Dogiel, en particulier, insiste sur leur nombre et admet leur multiplication par des phénomènes d'amitose, dont il rencontre des figures.

Après lui, Flemming, Sczymonowicz, Lendorf constatent dans la vessie normale des figures amitotiques très nettes dans les couches superficielles.

Dawson, dans une vessie humaine, dont l'épithélium avait desquammé en masse à la suite d'une injection au permanganate de potasse, constata la présence de figures d'amitose, et surtout de phénomènes de bourgeonnement nucléaire, produisant la multiplicité des noyaux sans prolifération cellulaire proprement dite le fait signalé par Dawson doit être considéré comme observé sur un épithélium sain, car la description qu'il nous donne des divers détails cellulaires controlés concorde absolument avec celle de tout épithélium vésical normal.

Nous avons pu nous-mêmes observer des faits d'amitose d'ailleurs peu nombreux. Nous avons souvent rencontré des noyaux accolés qui semblaient devoir être interprétés comme produits par des divisions directes ; mais nous n'avons jamais osé affirmer toutes les fois amitose, tant les noyaux semblaient normaux de forme et de constitution, malgré l'apparence d'une origine identique et récente.

Un dernier fait nous reste à signaler, c'est l'existence indiscutable, quoique très rare, de karyokinèses au niveau des cellules superficielles; l'axe du fuseau de ces figures était horizontal dans nos coupes.

La présence de figures d'amitoses dans les cellules de la surface de la vessie indique, quoi qu'en disent Sabatier et de Rouville, que nous avons affaire à des cellules à activité nucléaire très amoindrie. Leur différenciation est certainement à leur apogée, puisque nous n'y retrouvons que de très rares karyokinèses et que les colorants électifs de la chromatine se font difficilement sur ces noyaux. En tous cas, ce ne sont certainement pas des phénomènes de régénération qui se produisent au niveau de cette couche, car l'axe dans lequel se font les figures de division directe ou indirecte est horizontal; leur seul but est donc de permettre un accroissement en surface de la vessie, sous des conditions anatomiques à nous inconnues.

Ciment intercellulaire. — Une dernière question se pose : Quel dispositif unit ces cellules et fait de ces éléments divers un ensemble solidement constitué ?

Nous savons que, dans un tel épithélium, le ciment intercellulaire est formé par une substance molle, amorphe, de constitution en apparence homogène ; comme nous avons pu le voir, des cellules lymphatiques très nombreuses suivent ces voies intercellulaires en s'étirant, en s'amincissant, mais nous n'avons pu constater nulle part la présence de thèques intra-épithéliales, comme il en existe dans de nombreux épithéliums et comme Dogiel avait cru en relever dans la couche profonde de l'épithélium vésical.

Lendorf a essayé d'appliquer la méthode de l'imprégnation par le nitrate d'argent à l'épithélium vésical, mais il ne poussa pas loin ses recherches, car pour les cellules de la couche superficielle, il n'eut qu'une imprégnation diffuse du protoplasma cellulaire; et pour le ciment unissant les cellules moyennes, il n'eut que des résultats peu nets, comme on est en droit de s'y attendre à ce niveau. Cependant sa présence est indiscutable, comme nous le montrent ses réactions vis-à-vis de l'alcool au tiers de Ranvier, et la présence des nombreux leucocytes, que nous avons relevée entre les cellules des divers plans et qui suivent la voie de nutrition; que forme un pareil ciment interstitiel.

D'ailleurs, son épaisseur est très variable suivant l'état de réplétion de la vessie ; il disparaît presque dans les vessies contractées, se montre au contraire très net dans les vessies moyennement distendues.

Enfin, unissant les cellules entre elles, surtout visibles au niveau de la couche moyenne, on voit des prolongements protoplasmiques, analogues aux pointes de Schultze des cellules du réseau de Malpighi de l'épiderme, qui traversent le ciment intercellulaire, assurant ainsi une solidarité plus étroite entre les éléments cellulaires.

Maintenant que nous sommes entré dans la connaissance successive des couches constitutives de l'épithélium vésical, il ne semble pas douteux que l'on doive considérer trois couches distinctes à ce revêtement. La disposition comparée de l'exoplasma à l'endoplasma, l'électivité protoplasmique par le bleu de méthylène réservée aux cellules de la couche moyenne, l'électivité nucléaire pour les colorants chromatiques de la couche profonde sont trois faits qui, par leur superposition même, nous prouvent l'existence de trois types cellulaires distincts par leur activité et leur différenciation même.

Modifications de l'épithélium dans les différents états de réplétion de la vessie. — Les modifications, que font subir aux couches épithéliales les divers états de tension du réservoir vésical, ont tenté peu d'auteurs. Nous n'avons pu relever que quatre expérimentateurs, qui se soient occupés réellement de la question, et nous commencerons par énoncer leurs idées. Leurs procédés ont déjà été décrits en tête de ce travail.

Paneth observe la transformation du type des cellules des différentes couches : les cellules de la couche superficielle, légèrement aplaties, ont pris le type de cellules pavimenteuses ; la couche moyenne semble n'être que la répétition de la couche superficielle, au lieu d'être cylindrique ; la couche profonde enfin s'est elle-même transformée au point que le noyau a changé son axe qui, maintenant, est horizontal dans son plus grand sens et que les limites intercellulaires ne sont plus visibles.

London, dans un travail extrêmement consciencieux, ne s'est pas contenté seulement d'observer et de décrire les modifications produites dans les formes des cellules ; il a mesuré celles-ci, il les a cubées et est arrivé à conclure que si les cellules changent de forme, du moins elles ne changent pas de volume.

D'après lui, les cellules de la couche inférieure deviennent, sous l'influence de la distension, prismatiques ; celles de la couche moyenne deviennent cubiques, celles enfin de la couche superficielle deviennent complètement plates, tellement plates ces dernières, que l'on pourrait croire que l'on a affaire non à un épithélium, mais à un endothélium.

London explique les faits observés, à savoir que là où 25.000 cellules occupaient un espace déterminé, 31.700 ont trouvé de la place, le volume de chaque cellule ne changeant pas, par la diminution du nombre des couches d'une part et par les changements de configuration et de dimension de chaque cellule prise à part. Il n'admet pas, avec juste raison d'ailleurs, une modification portant sur l'ensemble de la stratification ;

les cellules superficielles ne s'enfonceraient pas entre les cellules des couches inférieures, qui leur feraient de la place; la diminution du nombre de couches dépend plutôt des noyaux que des cellules, et repose sur ce fait que les noyaux de l'épithélium unistratifié (cas de vessie distendue au maximum) sont très éloignés l'un de l'autre et que les parties cellulaires interposées, dans les cas de contraction vésicale, sont étirées en minces plaques.

Mais que se passe-t-il quand la contraction vésicale cesse et que l'épithélium doit s'étendre? London admet que l'épithélium est doué d'une plus grande élasticité pendant la contraction de la vessie que pendant la distension ; et c'est ce qui expliquerait pour lui la facilité des variations de forme de tout l'épithélium, comme de chacune des cellules qui le constituent.

Oberdieck admet quatre couches cellulaires dans l'épithélium vésical; la plus superficielle formée de cellules plates, la deuxième de cellules cubiques envoyant des prolongements par leur partie inférieure; la troisième perpendiculaire au derme, la quatrième formée de cellules rondes ou ovales à gros noyaux. Les constatations qu'il rapporte dans les modifications des diverses couches entre elles suivant les états de distension de la vessie, parurent peu vraisemblables et, actuellement, sont reconnues totalement erronées: cette erreur d'interprétation est due à ce qu'il porta ses recherches sur des vessies distendues trop brusquement et directement par le liquide fixateur. Il arrivait à ces conclusions que les cellules de la troisième couche sont disposées sur le côté dans la vessie distendue et que les cellules de la deuxième couche s'intercalaient entre les cellules de la première, qu'elles-mêmes s'aplatissaient complètement.

Ce qui frappe le plus Lendorf, c'est la facilité des cellules épithéliales à changer de forme, suivant les pressions et les tiraillements pendant les différentes phases de vacuité ou de réplétion de la vessie, et la passivité avec laquelle elles se laissent déformer.

Il observe, d'abord, le premier, que dans toute vessie présentant des plis, l'épithélium de la profondeur des plis a le type de l'épithélium de toute vessie distendue, tandis que le sommet des plis a une structure identique à l'épithélium d'une vessie en état de contraction.

Au sommet des plis, les cellules superficielles n'ont pas le type cubique, elles apparaissent hautes et cylindriques, minces. Les couches profondes sont également hautes et étirées. Les noyaux eux-mêmes changent de position : leur grand axe devient vertical.

Dans une vessie moyennement distendue et au sommet des plis d'une vessie vide (nous avons indiqué l'homologie de ces deux états constitutionnels), les cellules, d'après Lendorf, s'étendent de la couche superficielle au derme conjonctif ; mais l'aspect de la coupe ne donne plus que l'apparence d'une stratification de deux à trois assises cellulaires, alors qu'en réalité, nous n'aurions affaire qu'à deux couches cellulaires en tout, et que l'aspect pluristratifié viendrait de ce que les cellules profondes, par le fait de changements continuels de forme de la vessie sous l'influence de ses divers états de réplétion « s'entortilleraient » les unes dans les autres, de façon que leurs corps ne viendraient pas reposer la totalité de leur longueur sur le même plan perpendiculaire. Nous avons vu plus haut ce que nous pensions de cette interprétation, au niveau de notre étude sur la couche moyenne ; nous reviendrons encore sur ce point dans un instant.

Enfin, *dans les vessies fortement distendues*, l'épithélium devient très étroit ; on ne voit même qu'une couche de noyaux aplatis, serrés les uns contre les autres, sur laquelle s'étale une rangée de grosses cellules plates.

Lendorf soutient qu'aussi bien dans les vessies contractées que distendues, il n'existe que deux assises de cellules. La diminution d'épaisseur de l'épithélium dans la vessie distendue n'exige pas, pour lui, des processus bizarres, comme par exemple les changements de position dans le sens vertical, ou la rupture des connexions cellulaires des couches voisines, pour donner de la place aux cellules qui s'insinueraient entre elles. La diminution d'épaisseur de l'épithélium repose sur le fait que les cellules sont plus aplaties, conservant cependant leurs dispositions et leurs rapports relatifs.

Il réfute donc, de ce fait, la tentative d'interprétation de Dogiel par la rupture momentanée des connexions cellulaires au niveau du derme conjonctif d'une part, des cellules de revêtement, d'autre part.

Lendorf est un novateur en l'espèce : car, quand la plupart des auteurs décrivent des formes fixes de cellules épithéliales, ce ne sont que des formes tout à fait accidentelles qu'ils reproduisent ; et si les auteurs sont si divergents dans leurs vues, c'est que chacun n'a observé qu'un état accidentel de l'épithélium dans lequel il s'est laissé fixèr.

L'homologie qui existe entre les éléments épithéliaux des vessies distendues et ceux des parois des plis d'une muqueuse contractée a été en tous points constatée dans nos préparations. De plus, le mécanisme par lequel se produisent les modifications d'épaisseur de l'épithélium est trop bien décrit par Lendorf pour que nous y revenions.

Nous insisterons, cependant, sur un point que nous n'avons vu signaler nulle part : c'est la disposition que l'exoplasma occupe par rapport à l'endoplasma dans les cellules de la couche moyenne et de la couche superficielle, suivant l'état de réplétion de la vessie, et les modifications qui en résultent pour la forme des cellules superficielles.

Au niveau de la couche moyenne. — Dans les vessies moyennement distendues, l'exoplasma occupe toute la partie externe de la cellule, avec une tendance à se loger en plus grande quantité à la partie supérieure de celle-ci.

Dans les vessies contractées, l'exoplasma occupe, sur une épaisseur très minime, les faces latérales de la cellule et se condense à son pôle supérieur.

L'endoplasma, au contraire, occupe la partie centrale de la cellule, et dans les vessies moyennement distendues, sa disposition est assez régulièrement établie concentriquement au noyau ; ce n'est qu'aux points où il s'est produit des tassements cellulaires énergiques et, dans les vessies contractées, qu'il s'amincit lui aussi; à ce moment, le noyau lui-même subit les effets de la tension cellulaire et tourne son grand axe suivant la verticale.

Au niveau de la couche superficielle. — Dans les vessies moyennement distendues, l'exoplasma forme, à la partie supérieure des cellules, une couche aplatie, légèrement concave à sa face inférieure, légèrement convexe à sa face supérieure ; mais ces courbures ne sont que légères et transitoires ; dans les points où la distension a été plus intense, il n'existe plus qu'un plateau superficiel, semblant continu à la surface de l'épithélium et pouvant faire croire à la membrane de revêtement d'Eggeling. Au-dessous de lui, l'endoplasma se dépose autour du noyau et dans le reste de la cellule, dont il occupe les trois quarts de la hauteur ; le noyau se trouve situé dans cet endoplasma à peu de distance de l'exoplasma. D'ailleurs, dans ces cas, la limite entre ces deux parties cellulaires est peu nette et n'est pas tranchée aussi distinctement que dans les vessies contractées.

Dans les pièces provenant de vessies vides, les cellulles de revêtement prennent un type tout spécial. Elles sont formées de deux parties très distinctes, une inférieure et une supérieure.

La partie inférieure, constituée uniquement par l'endoplasma et par le noyau, se coince entre les cellules de la couche moyenne et repose sur l'extrémité supérieure de celles-ci.

La partie supérieure est formée par l'exoplasma qui forme, au-dessus du corps cellulaire, un cylindre plus ou moins haut, plus ou moins large.

A l'union de ces deux parties se trouve une sorte de

collet de la cellule, formé par un anneau d'étranglement : à ce niveau, les surfaces cellulaires voisines, par leur accolement, forment des sortes de cupules, où viennent se terminer l'extrémité supérieure, formée d'exoplasma, des cellules de la couche moyenne.

La muqueuse vésicale présente ainsi sur une coupe un aspect hérissé de dentelures, disposées sur le même plan ; car, ces plateaux exoplasmiques sont séparés dans les trois quarts de leur hauteur par un espace très étroit; par le quart inférieur seul, ils sont soudés les uns aux autres.

Il semblerait donc que, dans une vessie contractée au sein des cellules de la couche superficielle, il se produise des mouvements protoplasmiques purement passifs, sous l'influence d'agents mécaniques, tels que la partie la plus mobile et peut-être la plus élastique du protoplasma s'énuclée si l'on peut dire, du corps cellulaire ; sous cette influence, si la tension, qui attire ce protoplasma à la surface de la vessie, est particulièrement intense, nous pouvons avoir des phénomènes de rétraction cellulaire, localisés, comme nous l'avons vu, à ce que nous appellerions le *collet* de la cellule ; là en effet le protoplasma doit être le moins homogène, puisque à ce niveau est la zone de transition entre les deux parties différenciées du protoplasma.

Ainsi donc, l'épithélium est doué d'une certaine plasticité toute particulière et qui est sans cesse mise à contribution ; et la théorie de London, admettant que l'épithélium est doué d'une plus grande élasticité pendant la contraction que pendant la distention, nous croyons pouvoir l'expliquer par la différenciation protoplasmique des cellules des couches superficielles.

Celle-ci n'existant pas au niveau de la couche profonde, la répercussion des phénomènes d'élasticité semble pouvoir s'interpréter par la présence des fines ramifications intercellulaires de la limitante élastique sous-épithéliale. La disposition caractéristique et la différenciation, au niveau des couches superficielles, du protoplasma dans leurs cellules, sembleraient à la fois permettre les phénomènes d'élasticité intracellulaire, et empêcher l'urine d'arriver au contact des surfaces intercellulaires, en rendant ainsi son absorption impossible par la portion endoplastique de son épithélium.

CONCLUSIONS

I. Quoique l'épithélium vésical ne soit pas séparé du tissu conjonctif sous-jacent par une membrane vitrée, il y a néanmoins entre ces deux formations une ligne de démarcation nette. Les méthodes spécifiques de coloration des fibres collagènes et des fibres élastiques la mettent en évidence.

Les fibres collagènes très fines du chorion de la muqueuse, en atteignant l'épithélium, forment des anses qui ne pénètrent qu'exceptionnellement entre les cellules de la couche génératrice, sans jamais dépasser leur partie basale.

Les fibres élastiques forment immédiatement au-dessous de l'épithélium un plexus très serré, formé de fibres très fines (réseau élastique sous-épithélial).

Ni les fibres conjonctives, ni les fibres élastiques ne se terminent dans l'épithélium.

II. Chez le chien, aucun fait ne nous a permis de constater la transformation de cellules conjonctives en cellules épithéliales. Par contre, on observe dans la couche génératrice de l'épithélium, des figures karyokinétiques assez nombreuses, qui suffisent à expliquer la régénération de l'épithélium par lui-même.

III. Les vaisseaux sanguins affectent par rapport à l'épithélium vésical une disposition assez remarquable. Il existe en effet au-dessous de l'épithélium un riche réseau de capillaires, qui sont logés *en partie* dans l'épithélium. Ces vaisseaux se creusent, dans la couche profonde, des galeries, qui ne sont jamais complètement entourées par l'épithélium.

Ces capillaires sanguins entraînent dans l'épithélium une couche de fines fibres collagènes. Par contre, ils n'entraînent généralement pas avec eux de fibres élastiques : ils perforent donc le réseau élastique sous-épithélial.

IV. Les variations dans l'état de distension de la vessie déterminent dans l'épithélium des modifications considérables, au sujet desquelles nous ne pouvons que confirmer l'opinion de London et de Lendorf.

INDEX BIBLIOGRAPHIQUE

Albarran, Les tumeurs de la vessie, 1891.

Arnold, Weitere Mittheilungen uber vitale und supravitale.

— Granulafaerbung Anatom. Anzeig., 1903.

Beltzow, Zur Regeneration des Epithels der Harnblase.

— Archiv. f. pathol. Anat., Berlin, 1884.

Burckardt, Das Epithel. der ableintenden Harnwege.

— Archiv f. pathol. Anat. und. Physiol., 1859.

Dawson, Observat. on the epithelium of the urinary bladder in man.

— Bulletin of the Hopkin's Hospital, 1898.

Disse, Article fait dans le : Handbuch der Anatomie des Menschen de *von Bardeleben*, 1902.

Disselhorst, Der Harnleiter der Wirbeltiere. Anat. Hefte. Bd IV, 1894.

Dogiel, Zur Frage uber das Epithel der Harnblase (Archiv. f. microscop. Anat. Bonn, 1890).

Dubreuil (G.), Recherches sur quelques nouveaux procédés de coloration des éléments élastiques. Bibliogr. Anatom., 1903.

— Le Picro-bleu (C. R. de l'Association des Anatomistes, 6e session, Toulouse, 1903).

Duval (M.), Précis d'histologie, 1897.

Farabœuf, De l'épiderme et des épithélims, 1872.

Ferré, Les membranes muqueuses (th. d'agrégation, 1886).

Frey, Handbruch der Histologie und Histochemie der Menschen, 1874.

GEGENBAUR, Anatomie des Menschen, 1892.

GERLACH, Handbuch der allgem. u. speziellen Gewebelehre des menschlischen Korpers, 1854.

HENLE, Handbuch der Eingeweidelehre des Menschen, 1866.

HEY. Uber Drusen, Papillen, Epithel. u. Blutgcfässe der Harnblase (Beitrag. z. klin. Chir,, Tübingen, 1894-1895)

HOFFMANN, Lehrbuch der Anatomie, 1870.

HYRTL, Lehrbuch der Anatomie des Menschen, 1889.

KEIFFER, Anat. et physiol. vascul. et nerv. de la vessie. La Gynécologie, 1900.

KOLLIKER, Handbuch der Gewebelehre des Menschen. Article par *v. Ebner*, 1889.

— Mikroscopische Anatomie, 1854.

KRAUSE, Handbuch der menschlischen Anatomie 1879.

LENDORF, Beiträge z. Histologie der Harnblasenschleimhaut Anat. Hefte, 1901.

LINCK, Uber das Epithel. der Harnleitenden Wege (Archiv. f. Anat. u. Physiol., 1864).

LIST, Zur Keuntniss des Blasenepithels (Archiv. f. mic. Anat., Bonn, 1886).

LONDON, Das Blasenepithel bei ferschiedenen Füllungszuständen der Blase (Arch. f. Physiol., Leipzig, 1881).

LUSCHKA, Die Anatomie des Menschen, 1854.

OBERDIECK, Gekrante Reisschrift u. Epithel, u. Drüsel der Harnblase, 1884.

OBERSTEINER, Handbuch der Lehre von den Geweben des Menschen u. der Thiere, 1871.

PANETH, Uber das Epithel der Harnblase (Sitzungsber. math. naturwissenschaft. classe der Kaiserl. Akad. der Wissenschaft., Wien, 1876).

PANSCH, Grundriss der Anat. des Menschen, 1886.

PASTEAU, Etat du syst. lymphat. dans les maladies de la vessie et de la prostate (th. Paris, 1898).

POIRIER, Traité d'anatomie humaine, 1901.

RENAUT, Traité d'histologie pratique, 1899.

ROUVILLE (DE), Du tissu conjonctif régénérateur des épith. (th. des sciences, Paris, 1900).

— De la régénération de l'épithélium vésical (C. R. Acad. des sciences, Paris, 1896).

SABATIER, Essai sur la vie et la mort, 1892.

STOHR, Lehrbuch der Histologie, 1891.

SCZYMONOWICZ, Lehrbuch der Histologie u. der mikroscop. Anat. des menschlisch. Körpers, 1900.

TESTUT, Traité d'anatomie humaine, 1901.

TOLDT, Lehrbuch der Gewebelehre, 1884.

TOURNEUX et HERMANN, Article : Muqueuse vésicale du Dict. Dechambre, 1889.

VIRCHOW, Arch. f. path. Anat. u, Physiol., 1851.

ZIMMERMANN, Beiträge z. Kenntniss einiger Drüsen u. Epithelien. (Archiv. f. mikrosc. Anat. Bd LII, 1898).

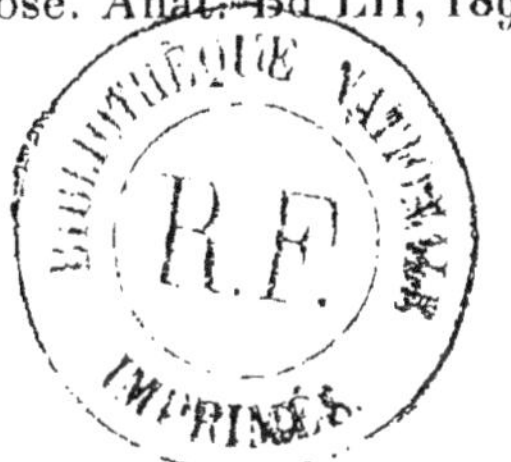

TABLE DES MATIÈRES

Lyon. — Imp. A. REY 4, rue Gentil. — 37860

www.ingramcontent.com/pod-product-compliance
Ingram Content Group UK Ltd.
Pitfield, Milton Keynes, MK11 3LW, UK
UKHW012246240726
13966UKWH00004B/1317

9 782012 459786